BEI GRIN MACHT SICH IHR WISSEN BEZAHLT

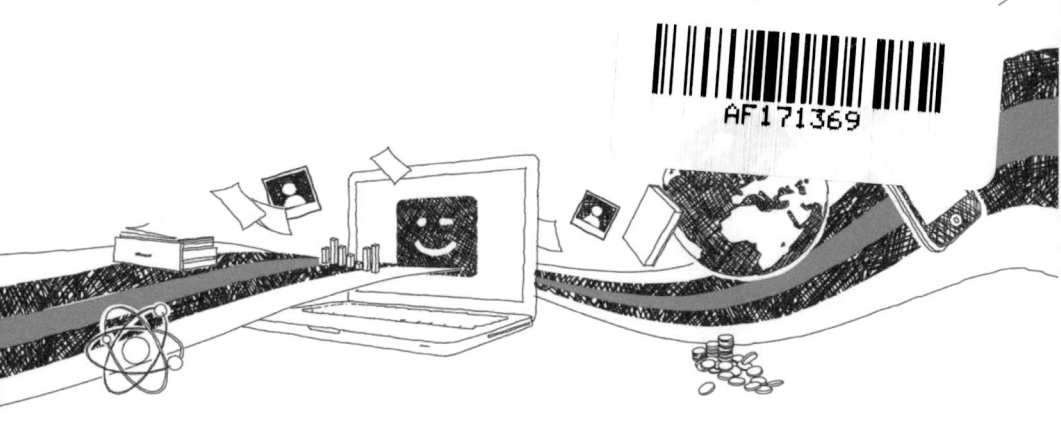

- Wir veröffentlichen Ihre Hausarbeit, Bachelor- und Masterarbeit

- Ihr eigenes eBook und Buch - weltweit in allen wichtigen Shops

- Verdienen Sie an jedem Verkauf

Jetzt bei www.GRIN.com hochladen und kostenlos publizieren

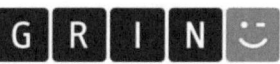

Übergewicht im Kindesalter. Konzept für Kitas und Schulen

Bibliografische Information der Deutschen Nationalbibliothek:

Die Deutsche Nationalbibliothek verzeichnet diese Publikation in der Deutschen Nationalbibliografie; detaillierte bibliografische Daten sind im Internet über http://dnb.d-nb.de abrufbar.

ISBN: 9783389088159
Dieses Buch ist auch als E-Book erhältlich.

© GRIN Publishing GmbH
Trappentreustraße 1
80339 München

Alle Rechte vorbehalten

Druck und Bindung: Books on Demand GmbH, Norderstedt Germany
Gedruckt auf säurefreiem Papier aus verantwortungsvollen Quellen

Das vorliegende Werk wurde sorgfältig erarbeitet. Dennoch übernehmen Autoren und Verlag für die Richtigkeit von Angaben, Hinweisen, Links und Ratschlägen sowie eventuelle Druckfehler keine Haftung.

Das Buch bei GRIN: https://www.grin.com/document/1517673

Studiengang: Bachelor of Science Ernährungswissenschaften
Semester: 5. Semester
Modul: DLBEWES01 – Ernährungssoziologie

Fallstudie: Konzept für Kitas und Schulen

Eingereicht am: 21.07.2023

Inhalt

I. Genderhinweis

II. Abkürzungsverzeichnis

1. Einleitung 5
   1.1 Aktuelle Situation in Deutschland 5
   1.2 Definition von Übergewicht 6
2. Fallbeschreibung 6
   2.1. Ziel der Fallstudie 6
3. Literaturrecherche 7
4. Konzepterarbeitung 8
   4.1. Beteiligte Akteure 8
   4.2. Rolle der Ernährungsfachkraft 8
   4.3. Ernährungserhebung 9
   4.4. Vorstellung des Ernährungskonzeptes 10
      4.4.1. Kita 10
      4.4.2. Grundschule 11
      4.4.3. weiterführende Schulen 11
   4.5. Nachhaltige Implementierung 11
5. Fazit 12

III. Anhang

IV. Literaturverzeichnis

I. Abkürzungsverzeichnis

DGE..Deutsche Gesellschaft für Ernährung
EFA...Ernährungsfachkraft
Kita..Kindertagestätte
KIGGS Studie..................... Studie für Gesundheit von Kindern und Jugendlichen in Deutschland
KUJ...Kinder und Jugendliche

II. Genderhinweis

Die in dieser Fallstudie verwendeten Personenbezeichnungen beziehen sich gleichermaßen auf weibliche, männliche und diverse Personen. Zugunsten einer besseren Lesbarkeit wird auf eine Doppelnennung und gegenderte Bezeichnungen verzichtet.

1. Einleitung

Laut dem Robert Koch Institut sind unsere Kinder immer häufiger zu dick. Die Zahlen von übergewichtigen Kindern und Jugendlichen (KUJ) liegen anhand der Studie für Gesundheit von Kindern und Jugendlichen in Deutschland (KIGGS Studie) auf einem immer noch zu hohen Niveau. Kinder mit Übergewicht oder Adipositas haben eine höhere Gefahr Ernährungsphysiologische Erkrankungen zu entwickeln. Darüber hinaus schränkt ein zu hohes Gewicht die Lebensqualität der Kinder stark ein (Robert Koch-Institut, 2018, S. 16).

Im ersten Kapitel dieser Fallstudie wird die aktuelle Situation der Kinder in Deutschland aufgezeigt. Außerdem wird der Frage nachgegangen, wie Übergewicht im Kindesalter zu definieren ist.

Das nächste Kapitel widmet sich der Fallbeschreibung sowie der Festlegung des Ziels dieser Fallstudie.

In Kapitel drei wird die Literaturrecherche erläutert.

Kapitel vier stellt den Kern dieser Fallstudie dar. Zunächst werden die beteiligten Akteure vorgestellt, danach wird die Rolle der Ernährungsfachkraft (EFA) beschrieben. Bevor es zur Vorstellung des erarbeiteten Konzeptes geht, erfolgt die Klärung welche Ernährungserhebungsmethoden genutzt werden. Im letzten Teil dieses Kapitels wird aufgezeigt, in welcher Form es möglich ist, das Konzept langanhaltend und nachhaltig in den Kindertagesstätten (Kita) und Schulen zu platzieren.

Im Fazit wird das erarbeitete Konzept nochmals reflektiert und die Schwierigkeiten diesbezüglich aufgezeigt.

1.1 Aktuelle Situation in Deutschland

Laut der Deutschen Gesellschaft für Ernährung (DGE) sind 15,4% der Kinder zwischen 3 und 17 Jahren übergewichtig. 5,9% der untersuchten Altersgruppe weisen bereits eine Adipositas auf (2020, S. 92).

Der folgenden Abbildung ist zu entnehmen, wie sich die Zahlen von Übergewicht und Adipositas bei Mädchen und Jungen mit zunehmendem Alter entwickeln. Es ist deutlich zu erkennen, dass Kinder in der Altersgruppe der 11- bis 13-jährigen am meisten betroffen sind.

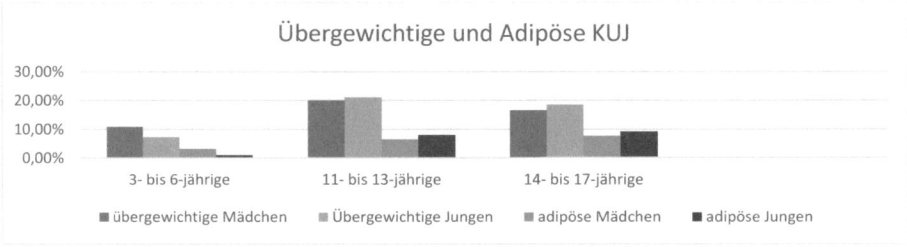

(Abbildung 1: eigene Darstellung modifiziert nach der DGE)

Des Weiteren zeigt sich das auch der sozioökonomische Status Einfluss auf die Gewichtsentwicklung nimmt. Dies zeigt sich gleichermaßen bei Mädchen und Jungen. Kinder mit einem höheren sozioökonomischen Status leiden seltener an Übergewicht oder Adipositas (2020, S. 92–93).

Weyers stellt fest: „Dabei wird deutlich, dass sozioökonomische und strukturelle Benachteiligung (z. B. Armut, Wohnen in deprivierten Gebieten) sowie ungünstige Faktoren aus der psychosozialen (z. B. fehlendes Ernährungswissen, wenig Unterstützung) und soziokulturellen Umwelt (z. B. ungünstige Ernährungstraditionen) die Ernährungsgewohnheiten sozial Benachteiligter nachhaltig beeinflussen. Interventionen zur Förderung der Ernährungsqualität in niedrigen sozialen Schichten sollen einerseits die Vielfalt der ungünstigen Einflüsse auf die Ernährung bedenken und andererseits Kriterien guter Praxis der Gesundheitsförderung einhalten (2016, S. 199)."

Aus diesem Grund ist es von großer Bedeutung allen Heranwachsenden die gleichen Voraussetzungen zu schaffen.

1.2 Definition von Übergewicht

Im Gegensatz zu Erwachsen gilt der Body-Mass-Index nicht als Grundlage zur Einordnung von Übergewicht bzw. Adipositas. Aufgrund des sich im Wachstum stetig ändernden Verhältnis von Körpergröße und -gewicht können keine einheitlichen Grenzwerte festgelegt werden. Deshalb werden hierzulande bei KUJ Perzentilkurven nach Kromeyer-Hausschild zur Einstufung von Übergewicht bzw. Adipositas verwendet. Sowohl Alter als auch Körpergröße des Kindes sind zur Beurteilung einzubeziehen. Kinder, welche über der 90. Perzentile liegen, sind als übergewichtig einzustufen. Kinder oberhalb des 97. Perzentile gelten als adipös (Robert Koch-Institut, 2018, S. 17).

2. Fallbeschreibung

In einer Kleinstadt leben viele sozial schwache Familien, es herrscht zudem eine hoher Migrationsanteil. An den hiesigen Kitas und Schulen fällt auf das viele KUJ ein zu hohes Körpergewicht aufweisen. Sie leiden an Konzentrationsschwäche und haben Probleme sich am Sportunterricht zu beteiligen. Süßigkeiten, Fastfood sowie süße Getränke auf dem Pausenhof sind keine Seltenheit. Die vorherrschenden Tischsitten stellen ebenfalls ein Problem dar. Die Stadtverwaltung beauftragt ein Gremium ein ganzheitliches Konzept zur Gesundheitsförderung im Bereich der Bewegung und Ernährung zu entwickeln.

2.1 Ziel der Fallstudie

Das Ziel dieser Fallstudie ist es herauszufinden welche Projekte sich nachhaltig in den Alltag der Kindertagesstätten und Schulen der Kleinstadt integrieren lassen. In Abstimmung mit den Akteuren des Gremiums werden alle auffälligen Bereiche wie Ernährung, Bewegung sowie Esskultur untersucht. Anhand der Ergebnisse sollen Handlungsempfehlungen entwickelt und ausgesprochen werden. Besonders wichtig ist es alle Kinder gleichermaßen zu erreichen, egal welcher Nationalität oder welchem sozioökonomischen Status sie angehören.

Der Grundstein in der Ernährungsbildung sollte so früh wie möglich gelegt werden (Schaake et al., 2023). Das Programm berücksichtigt den sozioökonomischen sowie den soziokulturellen Status. Das übergeordnete Ziel ist es, dass alle Kinder mit der richtigen Wissensvermittlung die gleiche Ausgangssituation für ein gesundes Leben erhalten.

3. Literaturrecherche

Bei der Literatur- und Internetrecherche wird der Fokus auf Ernährungsprojekte für KUJ mit Migrationshintergrund gelegt. Die Suche erfolgt mit den Schlagworten Ernährung AND Kinder und Jugendliche AND Migration.

Hierbei wird deutlich, dass es in Deutschland bereits eine Vielzahl geeigneter Konzepte gibt. Es gibt zahlreiche Programme, welche die Gesundheitsbildung für die genannte Zielgruppe beinhalten. Es werden die Themen gesunde Ernährung, Bewegung sowie Entspannung angeboten.

Die Programme sind so aufgebaut, dass Kinder aller Schichten erreicht werden können.

Hier ein Einblick zu drei der bereits vorhandenen Projekte:

FIT KID ist ein qualitätsgesichertes Programm, welches von der Bundesanstalt für Landwirtschaft und Ernährung speziell für Kitas entwickelt wurde. Das Programm richtet sich an alle die mit Kinderverpflegung in den ersten Lebensjahren in Kontakt kommen. Es werden einige Materialien wie beispielsweise Wochenspeisepläne oder auch eine umfangreiche Rezeptdatenbank den teilnehmenden Einrichtungen zugänglich gemacht. All diese Materialien sind nach den Qualitätsstandards der DGE erstellt (Schaake et al., 2023).

Das Bundeszentrum für Ernährung bietet für Kinder der Grundschulen und der weiterführenden Schule ausgearbeitete Programme an.

Der Ernährungsführerschein findet Anwendung in Grundschulen. Für die weiterführenden Schule wurde das Programm die SchmExperten entwickelt.

In beiden Programmen lernen Kinder die Grundlagen der Ernährung nicht nur in der Theorie kennen, sondern bekommen mit altersgerechten Rezepten vermittelt, wie gesunde Ernährung aussieht. Auch das Thema Nachhaltigkeit kommt nicht zu kurz (Bundeszentrum für Ernährung, 2023).

Einen guten Vergleich, dass es sich lohnt im Rahmen eines Projektes die Schulverpflegung zu verbessern zeigt eine Aktion an einer Grundschule in Bad Tölz. Der Mittagstisch in der Grundschule wurde von den Kindern scheinbar nicht geschätzt. Häufig wurden die Teller nicht leer gegessen. Eine EFA entwickelte gemeinsam mit Lehrern, Speiseanbieter, Eltern und nicht zuletzt den Kindern ein nachhaltiges Konzept. Kleine Schritte zur Veränderung wurden eingeleitet. Es wurden kindgerechte, aber auch gesunde Gerichte angeboten. Zusätzlich schaffte man im Essenbereich eine angenehmere Atmosphäre. Das Projekt wurde gut angenommen (Bundesanstalt für Landwirtschaft und Ernährung, 2017).

Ein weiteres gutes Best Practice Beispiel zeigt die Kita Himmelsfeld in Montabaur. Das Konzept erhielt im Jahr 2018 die Qualifizierung zur 3-Sterne-Ernährungs-Kita. Qualitätsgesicherte Verpflegung steht in dieser Einrichtung an oberster Stelle. Die Speisen werden täglich frisch zubereitet. Zum größten Teil werden hierfür regionale und ökologisch erzeugte Lebensmittel verwendet. Neben den Besonderheiten für unter 3-jährige, werden auch weitere individuelle Belange wie zum Beispiel kulturelle Hintergründe oder Lebensmittelunverträglichkeiten berücksichtigt. Darüber hinaus wird den Kindern eine angemessen Ess- und Tischkultur vermittelt (Ministerium für Klimaschutz, Umwelt, Energie und Mobilität des Landes, 2023).

4. Konzepterarbeitung

Im Folgenden Kapitel wird das geplante Konzept vorgestellt.

4.1. Beteiligte Akteure

Zu den beteiligten Akteuren des Projektes zählen fachliche Akteure wie den ortsansässigen Kinderärzten, ein Psychologe, ein Sportwissenschaftler und eine EFA sowie das pädagogische Fachpersonal aus Kita und Schule, das Küchenpersonal in Kita und Schule sowie die gesetzliche Krankenkasse.

Die gesetzlichen Krankenkassen sind laut Gesetzgeber dazu verpflichtet gesundheitsfördernde Maßnahmen in Lebenswelten wie Kitas und Schulen zu unterstützen und sollten deshalb in die Planung einbezogen werden (GKV-Spitzenverband et al., 2023, 22 ff.).

Zusätzlich werden Eltern als Multiplikatoren bzw. Dolmetscher eingesetzt.

Aufgrund der Komplexität des Konzeptes wird in dieser Fallstudie lediglich die Arbeit der EFA in den Fokus gerückt.

Im Rahmen einer Kick-off Veranstaltung kommen alle beteiligten Akteure bzw. Stellvertreter der entsprechenden Einheit zusammen um die Problematik gezielt zu ermitteln und das Projekt nachhaltig zu planen. Darüber hinaus finden weitere regelmäßige Treffen in Form eines Steuerkreises statt.

4.2. Rolle der EFA

Die EFA steuert in Absprache mit den beteiligten Akteuren die Koordination im Handlungsfeld der Ernährung.

Zur exakten Bedarfsermittlung ist es notwendig den IST Zustand in der Verpflegung zu ermitteln. Hierzu werden Interviews mit dem Küchenpersonal der Kindertagesstätten und Schulen durchgeführt. Darüber hinaus wird das Angebot des Schulkiosk betrachtet. Zusätzlich werden die Erzieher und Lehrer zu Auffälligkeiten in Bezug auf Konzentration und Unruhe in der Einrichtung befragt.

Das Küchenpersonal und auch die Betreiber des Schulkiosks sind wichtige Ansprechpartner zu Fragen des Angebotes. Hier werden die Speisen zubereitet bzw. vermarktet, demnach ist eine Zusammenarbeit in diesem Bereich zwingend notwendig. Es werden Fragen zum genauen Angebot des Kioskes sowie zu den Wochenspeiseplänen gestellt. Die Pädagogen sind gleichermaßen wichtig, sie geben Auskunft über das Konzentrationsvermögen der KUJ. Die EFA erfragt zu welchem Zeitpunkt sich die Kinder am schlechtesten konzentrieren können.

Anhand der Interviewergebnisse erarbeitet die EFA einen Handlungsleitfaden für die jeweilige Einrichtung. Die einzelnen Maßnahmen werden in Form einer Projektwoche gestartet.

4.3 Ernährungserhebung

Auf eine umfangreiche Befragung wird verzichtet. Der zeitliche Aufwand und mögliche sprachliche Barrieren führen zu einem erhöhten Zeitaufwand. Es werden bereits vorhanden Daten der KIGGS Studie als Grundlage genutzt. Im Rahmen dieser Studie wurden die Eltern der unter 12-jährigen gebeten gemeinsam mit Ihrem Kind ein Verzehrprotokoll zu führen. Es sollten drei Tage protokolliert werden.

Für die älteren Kinder wurden persönliche Befragungen zum Ernährungsverhalten der vergangenen vier Wochen durchgeführt (Mensink, Bauch et al., 2007, S. 905).

Die folgende Abbildung zeigt die zeitliche Abfolge der Studie.

Anm. der Red.: Diese Abb. wurde aus urheberrechtlichen Gründen entfernt.

(Abbildung 2: Mensink, Bauch et al 2007 -EsKiMO.jpg)

In der Auswertung der Ergebnisse der KIGGS Studie ist erkennbar, dass sich das Ernährungsverhalten geschlechterspezifisch unterscheidet. Jungen verzehren häufiger Erfrischungsgetränke, Milch, Milchprodukte, Fleisch, Wurst, Cerealien und Weißbrot. Mädchen hingegen greifen häufiger zu Obst und Gemüse. Auch das Alter spielt hierbei eine Rolle. Je älter die Kinder werden, umso weniger greifen sie täglich zu Obst und Gemüse. Süßigkeiten und süße Getränke werden erwartungsgemäß zu viel konsumiert (Mensink, Kleiser & Richter, 2007).

Zusätzlich ist es sinnvoll einen Fragebogen für die Erhebung individueller Besonderheiten gemeinsam mit den fachlichen Akteuren zu entwickeln. Ein beispielhafter Fragebogen befindet sich im Anhang dieser Fallstudie. Der Fragebogen wird den Kindern in der Projektwoche ausgeteilt. Aufgabe ist es den Fragebogen gemeinsam mit den Eltern auszufüllen. Bei sprachlichen Barrieren ist der Einsatz von Dolmetschern möglich. Die Kinder haben somit die Möglichkeit ihr Gesundheitsverhalten zu reflektieren. Die Kinder erhalten den Fragebogen jeweils zum Start sowie zum Ende der einzelnen Projekte. So lässt sich gut ein Vorher Nachher Effekt ableiten.

4.3. Vorstellung des Ernährungskonzeptes

Die EFA entscheidet sich für die Einführung eines individuell abgestimmten Konzeptes.

Das erarbeitete Konzept gliedert sich in drei Teilkonzepte. Jede Einrichtungsform benötigt altersentsprechende Handlungsempfehlungen. Das Programm wird niederschwellig durchgeführt und für alle soziale Schichten zugänglich gemacht. Die Einführung erfolgt jeweils in Form einer Projektwoche. Um die anfallenden Kosten so gering wie möglich zu halten, werden alle drei Projekte in Kooperation mit der gesetzlichen Krankenkasse durchgeführt.

In allen Projekten wird die EFA von Eltern als Multiplikatoren bzw. Dolmetschern unterstützt.

Des Weiteren wird in allen Einrichtungen das Angebot der Mittagsverpflegung optimiert, welches sich am Beispiel der Grundschule in Bad Tölz anlehnt. Die Struktur dieser Stadt ähnelt der im Fallbeispiel genannten Stadt, somit ist dieses Konzept gut übertragbar. Hier bieten sich zusätzlich Formen des Nudgings an. Nudge bedeutet übersetzt so viel wie anstupsen (Bundeszentrum für Ernährung, 2023). Die Kinder werden mit optischen Maßnahmen zur besseren Auswahl gestupst. Dies gelingt beispielsweise, indem man den Obstsalat vor dem Schokoladenpudding platziert oder kindegerechte Gemüseteller herrichtet.

4.4.1 Kita

In den Kitas der Stadt bietet die EFA, speziell für die Eltern der Vorschulkinder, Elternabende zum Thema gesunde Snackbox an. Im Rahmen des Elternabends erfahren die Eltern, warum Kinder sich besser konzentrieren können, wenn die Snackbox mit gesunden Lebensmitteln bestückt ist und welche Kombinationen sich hierzu am besten eignen. Der Elternabend kann sowohl in Präsenz als auch digital angeboten werden.

Als zweiter Baustein wird das theoretische Wissen gemeinsam mit den Kindern und Eltern praktisch umgesetzt. Es werden gesunde Snackboxen zubereitet. Hierbei wird der Fokus auch auf die Herkunft der Familie gelegt. Es werden landestypische Snacks gesünder zubereitet.

Der dritte Baustein greift das Thema Tischsitten auf. Hier bekommen die Erzieher die Aufgabe gemeinsam mit den Kindern Essens- bzw. Tischregeln aufzustellen. Hier eignet sich eine Tafel oder ein Whiteboard diese Regeln zu visualisieren. Die Tischregeln sollten im Essenbereich für jedes Kind sichtbar platziert werden.

Zusätzlich wird die Verpflegung anhand des in Kapitel 3 vorgestellten Best Practice Beispiel der Kita Himmelfeld optimiert. Dieses Beispiel lässt sich aufgrund der ähnlichen Problematik gut auf die hiesige Kleinstadt projizieren. Hierzu werden sowohl das Küchenpersonal als auch die Kitaleitung mit einbezogen (Ministerium für Klimaschutz, Umwelt, Energie und Mobilität des Landes, 2023).

4.4.2 Grundschule

In den Grundschulen wird das Thema Zucker aufgegriffen. Die EFA biete einen 3-teiligen Workshop zum Thema Kinderlebensmittel und Zucker an.

Der erste Teil richtet sich an die Eltern, es wird ein Basiswissen zum Thema Zucker vermittelt. Außerdem zeigt die EFA anhand von Beispielen, wo sich die meisten Zuckerfallen verstecken.

Die Kinder werden Zuckerdetektive. Sie lernen innerhalb des zweiten Workshopteils spielerisch in welchen Lebensmitteln sich am meisten Zucker versteckt und bekommen gesündere Alternativen aufgezeigt.

Der dritte Teil beinhaltet eine nachgestellte Einkaufssituation. In einem geeigneten Raum der Schule wird ein kleiner Supermarkt nachgebaut. Die EFA führt dort gemeinsam mit Kindern und Eltern ein Einkaufscoaching durch. Der Fokus in diesem Einkaufscoaching liegt auf dem richtigen Lesen von Lebensmitteletiketten.

Zusätzlich zu dem Workshop wird der Ernährungsführerschein in den Grundschulen implementiert. In diesem Programm erlangen die Kinder der 3. Klassenstufe in mehreren Unterrichtssunden Wissen rund um die Ernährungspyramide, Küchenhygiene, Küchensicherheit und Esskultur. Darüber hinaus werden gemeinsam kleine Snacks zubereitet wie zum Beispiel lustige Brotgesichter (Bundeszentrum für Ernährung, 2023).

4.4.3 Weiterführende Schule

Für die größeren Kinder werden altersgerechte Projekte zum aktiven Mitmachen angeboten. Auf das Einbeziehen der Eltern wird bei dieser Altersgruppe bewusst verzichtet. Die Kinder haben in den vorausgegangenen Projekten bereits viel Wissen zum Thema gesunde Ernährung erlangen können. Nun dürfen Sie selbst tätig werden.

Gemeinsam mit der EFA werden kleine Projekte angeboten. Hierzu zählen beispielsweise die Optimierung des Snack Angebots im Kiosk oder ein Food Parkour zum Thema Nachhaltigkeit. Um die Zielgruppe altersgerecht anzusprechen, eignet sich außerdem das Erstellen eines kurzen Ernährungspodcast zu unterschiedlichen Ernährungsthemen.

4.5. Nachhaltige Implementierung

Das Wissen einmaliger Angebote geht schnell wieder verloren. Aus diesem Grund ist es von großer Bedeutung Ernährungsbildung nachhaltig zu implementieren (Göhner, 2007). Dies gelingt in dem die Kinder immer wieder mit dem Thema konfrontiert werden.

Das Ernährungskonzept ist so aufgebaut, dass jedes Kind in regelmäßigen Abständen altersentsprechende Impulse bekommt. Um das Programm für jedes Kind zugänglich zu machen, werden die Teilprojekte jährlich in den jeweiligen Klassenstufen wiederholt. Es wird praxisnah vermittelt und der EFA ist es besonders wichtig keine Verbote auszusprechen, sondern den Kindern die gesünderen Alternativen schmackhaft zu machen.

5. Fazit

Die Herausforderung ein passgenaues Konzept zu erstellen, bedarf großer Koordination und Kommunikation aller Beteiligten im Gremium. Es ist wichtig, dass alle sich im Vorfeld Gedanken machen, wie sie am besten unterstützen können. Jeder fachspezifische Akteur hat die verantwortungsvolle Aufgabe in seinem Bereich geeignete Konzepte zu starten. Die große Herausforderung ist es, die einzelnen Konzepte zu einem gemeinschaftlichen Konzept verschmelzen zu lassen. Dies gelingt nur mit einer regelmäßigen Abstimmung aller Beteiligten.

Ebenso sind die sprachliche Barriere und der unterschiedliche Bildungsstand zu berücksichtigen. Werden diese Schwierigkeiten im Vorfeld erkannt und vor allem in der Konzepterarbeitung beachtet, steht dem Erfolg eines solchen Projektes nichts im Weg.

Es muss nicht immer das perfekte Konzept stehen. Wichtig ist, dass ein Anfang gemacht wird. Durch eine zielgerichtete Ernährungsbildung kann es gelingen das Ungleichgewicht im Gesundheitsverhalten zu minimieren. Kinder lernen von geschultem Fachpersonal und haben so die Möglichkeit zu gesunden Erwachsenen heranzuwachsen.

III. Anhang

Fragebogen

1. Persönliche Angaben

Alter:
Geschlecht:
Nationalität:

2. Fragen zum allgemeinen Wohlbefinden

Ich fühle mich ...

	(5) = nie	(4) = fast nie	(3) = manchmal	(2) = häufig	(1) = immer
fit	☐	☐	☐	☐	☐
müde	☐	☐	☐	☐	☐
wohl in meinem Körper	☐	☐	☐	☐	☐
glücklich, wenn ich Süßigkeiten esse	☐	☐	☐	☐	☐

3. Fragen zum Ernährungsverhalten

Ich esse / trinke	(5) = nie	(4) = 2x in der Woche	(3) = Teils / Teils	(2) = 5 x in der Woche	(1) = täglich
... 2 Portionen Obst	☐	☐	☐	☐	☐
... 3 Portionen Gemüse	☐	☐	☐	☐	☐
... mehr als eine Portion Süßigkeiten	☐	☐	☐	☐	☐
... zuckerhaltige Getränke	☐	☐	☐	☐	☐
... Wasser	☐	☐	☐	☐	☐
... Fleisch und Wurst	☐	☐	☐	☐	☐
... Fisch	☐	☐	☐	☐	☐
... Milchprodukte	☐	☐	☐	☐	☐

4 Fragen zum Bewegungsverhalten

	(5) = nie	(4) = 1x	(3) = 2x	(2) = 3x	(1) = 4 – 5x
So oft gehe ich zu Fuß zur Schule	☐	☐	☐	☐	☐
So oft besuche ich wöchentlich einen Sportkurs?	☐	☐	☐	☐	☐

5 Fragen zu Sportübungen

	(5) = nie	(4) = 1-5 x	(3) 6-10 x	(2) = 11-15 x	(1) = mehr als 16
So oft kann ich am Stück Seilspringen	☐	☐	☐	☐	☐
So viele Liegestütze schaffe ich am Stück	☐	☐	☐	☐	☐
So viele Kniebeugen schaffe ich am Stück	☐	☐	☐	☐	☐

6 Fragen zum Medienkonsum

	(5) = nie	(4) = 1 bis 3 x die Woche	(3) = 4 bis 6 x die Woche	(2) = jeden Tag unter einer Stunde	(1) = jeden Tag über eine Stunde
So oft schaue ich Fernseh	☐	☐	☐	☐	☐
So oft spiele ich am Computer, Handy oder an der Konsole	☐	☐	☐	☐	☐

7 Persönliche Vorlieben & Abneigungen

(Eigene Ausarbeitung)

IV. Literaturverzeichnis

Prävention von Übergewicht bei Kindern. (2023, 23. Juni).
https://www.bundesgesundheitsministerium.de/themen/praevention/kindergesundheit/praevention-von-kinder-uebergewicht.html

Der Ernährungsführerschein: Die Küche kommt ins Klassenzimmer. (2023, 20. Juli).
https://www.bzfe.de/bildung/der-ernaehrungsfuehrerschein/

Bundesanstalt für Landwirtschaft und Ernährung (Hrsg.). (2017). *Nationales Qualitätszentrum für Ernährung in Kita und Schule: Schulverpflegungscoaching schafft Verbesserungen.*
https://www.nqz.de/schule/praxisbeispiele/schulverpflegungscoaching

Bundeszentrum für Ernährung (Hrsg.). (2023). *Bundeszentrum für Ernährung: Unterrichtsmaterial* [Themen- und Methodenbausteine für alle Altersgruppen].
https://www.bzfe.de/bildung/unterrichtsmaterial/

Deutsche Gesellschaft für Ernährung e. V. (2020). *14. DGE Ernährungsbericht.*

Fekete, C. & Weyers, S. (2016). Soziale Ungleichheit im Ernährungsverhalten. Befundlage, Ursachen und Interventionen [Social inequalities in nutrition: Evidence, causes and interventions]. *Bundesgesundheitsblatt, Gesundheitsforschung, Gesundheitsschutz, 59*(2), 197–205. https://doi.org/10.1007/s00103-015-2279-2

Freitag-Ziegler, G. (2023). *Nudging arbeitet mit Anreizen statt Verboten.*
https://www.bzfe.de/ernaehrung/ernaehrungskommunikation/menschen-verstehen-und-staerken/nudging-arbeitet-mit-anreizen-statt-verboten/

GKV-Spitzenverband, Referat Prävention – Jens Hupfeld & Dr. Volker Wanek. (2023). *Leitfaden Prävention – Handlungsfelder und Kriterien nach § 20 Abs. 2 SGB V.* https://www.gkv-spitzenverband.de/media/dokumente/krankenversicherung_1/praevention__selbsthilfe__beratung/praevention/praevention_leitfaden/Leitfaden_Pravention_Akt_03-2023_barrierefrei.pdf

Göhner, W.& Fuchs, R. (2007). *Änderung des Gesundheitsverhaltens. MoVo-Gruppenprogramme für körperliche Aktivität und gesunde Ernährung.* Göttingen: Hogrefe.

Kreis Warendorf (Hrsg.). (2023, 26. Juni). *Portal Gesund aufwachsen im Kreis Warendorf:*
Kreis Warendorf (Hrsg.). (2023, 26. Juni). *Portal Gesund aufwachsen im Kreis Warendorf: Schwerpunkt Ernährung.* https://www.kreis-warendorf.de/gesund-aufwachsen/regionale-aktivitaeten/schwerpunkt-ernaehrung/

Mensink, G. B. M., Bauch, A., Vohmann, C., Stahl, A., Six, J., Kohler, S., Fischer, J. & Heseker, H. (2007). EsKiMo - Das Ernährungsmodul im Kinder- und Jugendgesundheitssurvey (KiGGS) [EsKiMo - the nutrition module in the German Health Interview and Examination Survey for Children and Adolescents (KiGGS)]. *Bundesgesundheitsblatt, Gesundheitsforschung, Gesundheitsschutz, 50*(5-6), 902–908. https://doi.org/10.1007/s00103-007-0254-2

Mensink, G. B. M., Kleiser, C. & Richter, A. (2007). Lebensmittelverzehr bei Kindern und Jugendlichen in Deutschland. Ergebnisse des Kinder- und Jugendgesundheitssurveys (KiGGS) [Food consumption of children and adolescents in Germany. Results of the German Health Interview and Examination Survey for Children and Adolescents (KiGGS)]. *Bundesgesundheitsblatt, Gesundheitsforschung, Gesundheitsschutz, 50*(5-6), 609–623. https://doi.org/10.1007/s00103-007-0222-x

Ministerium für Klimaschutz, Umwelt, Energie und Mobilität des Landes. (2023, 20. Juli). *Gutes Praxisbeispiel Kita Himmelfeld*. https://mkuem.rlp.de/themen/ernaehrung/klimagesund-verpflegt/gutes-praxisbeispiel-kita-himmelfeld

Robert Koch-Institut. (2018). *Journal of Health Monitoring | 1/2018 | Übergewicht und Adipositas – KiGGS Welle 2*. https://www.rki.de/DE/Content/Gesundheitsmonitoring/Gesundheitsberichterstattung/GB

BEI GRIN MACHT SICH IHR WISSEN BEZAHLT

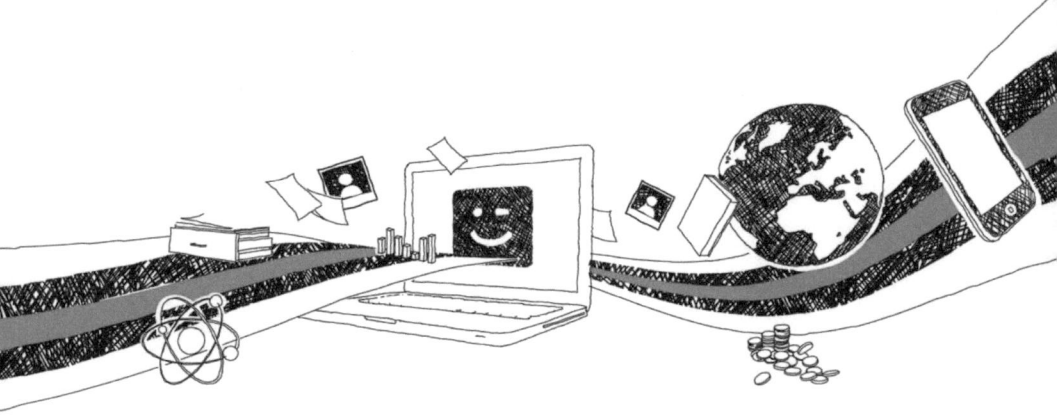

- Wir veröffentlichen Ihre Hausarbeit, Bachelor- und Masterarbeit

- Ihr eigenes eBook und Buch - weltweit in allen wichtigen Shops

- Verdienen Sie an jedem Verkauf

Jetzt bei www.GRIN.com hochladen und kostenlos publizieren

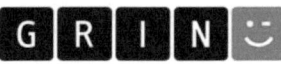